ETUDE

SUR UN MODE PARTICULIER D'ADMINISTRATION

DE L'OPIUM

DANS

LE DELIRIUM TREMENS

PAR

Le Dr Léon PUISTIENNE
Ancien externe en médecine et en chirurgie des hôpitaux de Paris,
Lauréat de l'Assistance publique (médaille de bronze).

PARIS
A. PARENT, IMPRIMEUR DE LA FACULTÉ DE MÉDECINE
A. DAVY, successeur
52, RUE MADAME ET RUE MONSIEUR-LE-PRINCE, 14

1885

ETUDE

SUR UN MODE D'ADMINISTRATION PARTICULIER

DE L'OPIUM

DANS

LE DELIRIUM TREMENS

PAR

Le Dr Léon PUISTIENNE
Ancien externe en médecine et en chirurgie des hôpitaux de Paris,
Lauréat de l'Assistance publique (médaille de bronze).

PARIS
A. PARENT, IMPRIMEUR DE LA FACULTÉ DE MÉDECINE
A. DAVY, successeur
52, RUE MADAME ET RUE MONSIEUR-LE-PRINCE, 14

1885

A LA MÉMOIRE

DE MON GRAND-PÈRE LE DOCTEUR NOYER

Ancien maire de Vichy-les-Bains.

A MON PÈRE ET A MA MÈRE

A MES SŒURS

A MES BEAUX-FRÈRES

A MON COUSIN LE DOCTEUR MOUSTEUX

A MES AMIS

A LA MÉMOIRE

DE MAURICE RAYNAUD

Professeur agrégé à la Faculté de médecine de Paris,
Membre de l'Académie de médecine,
Médecin de l'hôpital de la Charité.

A MES MAITRES DANS LES HOPITAUX

M. LE PROFESSEUR GOSSELIN

Chirurgien de l'hôpital de la Charité,
Membre de l'Académie de médecine,
Membre de l'Institut.

M. LE PROFESSEUR JACCOUD

Médecin de l'hôpital de la Pitié,
Membre de l'Académie de médecine.

M. LE DOCTEUR CONSTANTIN PAUL

Médecin de l'hôpital Lariboisière,
Membre de l'Académie de médecine.

A MON PRÉSIDENT DE THÈSE

M. LE DOCTEUR GRANCHER

Professeur à la Faculté de médecine de Paris,
Médecin des hôpitaux.

ETUDE

SUR

UN MODE PARTICULIER D'ADMINISTRATION

DE

L'OPIUM DANS LE DELIRIUM TREMENS

INTRODUCTION

Depuis un certain temps notre excellent et savant maître M. le Dr Constantin Paul, soumet les malades atteints de delirium tremens qui entrent dans son service, à la médication opiacée, et les résultats obtenus sont très favorables. Mais il administre l'opium selon une méthode particulière qui réunit les avantages de la méthode des hautes doses et de la méthode des faibles doses, sans avoir les inconvénients ni de l'une ni de l'autre. Pendant l'année d'externat que nous avons fait dans son service, nous avons eu l'occasion de voir plusieurs fois les effets heureux de cette méthode; et nous le remercions de nous avoir permis de faire de l'étude de cette méthode le sujet de notre thèse inaugurale : nous le prions, en même temps, de vouloir bien recevoir, ici, le témoignage de notre gratitude pour les précieuses leçons dont il n'a cessé de nous faire profiter alors que nous étions son élève.

Avant d'exposer la méthode d'administration de l'opium qui fait l'objet de notre thèse, et ses résultats cliniques; nous nous proposons de retracer l'histoire de la médication opiacée dans le délirium tremens et d'étudier sommairement les propriétés physiologiques de l'opium, dans ce qu'elles ont d'essentiel et de nécessaire pour saisir les avantages de la méthode que nous étudions.

CHAPITRE PREMIER

HISTOIRE DE LA MÉDICATION OPIACÉE DANS LE DELIRIUM TREMENS

La médication opiacée remonte déjà à une époque assez éloignée; Simmons, Saunders, Sutton, la mirent en honneur, mais elle doit surtout sa notoriété à la propagande active que firent Watson, en Angleterre, et Wood, en Amérique. — Ces deux médecins, quoique d'accord pour regarder les opiacés comme aussi utiles dans le delirium tremens que le quinquina et ses dérivés dans les fièvres palustres, partent chacun d'un principe différent, et ont une idée théorique opposée.

Ils ont fait école, et de leurs partisans :

Les uns, qui s'opposent au traitement par l'alcool pour des raisons physiologiques et morales, ont recours à l'opium à cause de son action stimulante, et dans l'espoir de prévenir l'affaiblissement des fonctions nerveuses, et de soutenir le cerveau jusqu'à ce que la maladie ait subi son cours normal, jusqu'à ce que le sommeil revienne à son état normal. — Ainsi Wood, après avoir formulé de nombreuses objections contre le traitement par l'alcool, écrit ceci : « Il était bien désirable de trouver quelque autre stimulant qui pût suffire à soutenir le système nerveux pendant la maladie; ce stimulant nous l'avons heureusement trouvé dans l'opium qui excite doucement le cerveau, apaise les troubles des nerfs, favorise le retour du sommeil, etc. »

Puis il ajoute cette remarque : « Son objet n'est pas d'amener le sommeil, non, il s'agit de le donner en quantité suffisante pour relever les fonctions cérébrales, si on ne peut faire dormir; pour cela, il suffit de maintenir le malade sous une influence narcotique modérée et attendre ainsi que la maladie achève son cours et que le sommeil revienne. »

En détaillant le traitement, il nous dit : « Deux grains d'opium et un demi-grain de sulfate de morphine, ou bien une quantité équivalente d'une préparation liquide de ce médicament, seront donnés toutes les deux heures et l'on continuera jusqu'à l'arrivée du sommeil, ou tout au moins d'une manifestation narcotique bien marquée.

« Ces quantités doivent être rarement dépassées, et quand après une ou deux doses, le malade, ce qui arrive fréquemment, se montre très sensible à l'action du remède, il faut lentement et aussi avec précaution, éloigner les intervalles et diminuer la quantité.

« Au réveil s'il reste ou s'il revient une tendance aux hallucinations, on recommence, mais à des doses moindres et à des intervalles plus grands. »

Tous ceux qui ont expérimenté l'opium dans le delirium tremens ne sont pas de cet avis.

Beaucoup ont trouvé qu'il augmente l'agitation

des malades, et qu'il aggrave plutôt qu'il ne calme les hallucinations.

Plusieurs même pensent que, lorsqu'après son emploi, on a vu se produire un état de sommeil et de repos, c'est souvent un état comateux, plus ou moins prononcé qu'on a observé; et on a remarqué alors que, quand le malade se réveille, il est toujours agité et retombe presque aussi délirant que par le passé.

En outre il doit être très difficile de modérer les doses au point de soutenir le système nerveux d'une part et d'éviter le narcotisme d'autre part.

L'école anglaise, au contraire, prétend que la grande indication dans la maladie qui nous occupe est d'amener le sommeil, et elle a préconisé l'opium à haute dose dans l'espoir d'obtenir le résultat désiré. « Le grand remède du délirium tremens, dit le Dr Watson est le sommeil et le plus puissant soporifique que nous ayons à notre disposition est l'opium ; il faut le donner à haute dose et y revenir sans crainte, si les effets qu'on espère tardent à se montrer.

« Après donc avoir nettoyé les intestins au moyen d'un purgatif doux, donnez trois grains d'opium et si deux ou trois heures après, le malade ne laisse voir aucune inclination à dormir, on devra administrer un grain toutes les heures, jusqu'à ce qu'il s'endorme. »

Le Dr Copland, celui qui prétend que l'opium est aussi nécessaire dans l'œnomanie que le sulfate de quinine dans les fièvres intermittentes, assure qu'il s'est toujours bien trouvé de l'emploi d'une cuillerée à thé de laudanum toutes les heures, dans les cas ordinaires.

Ces doses, si élevées qu'elles paraissent, ont été souvent dépassées.

En France, le délirium tremens, confondu longtemps avec les irritations et inflammations du système nerveux en fut séparé par Dupuytren sous le nom de délire nerveux, des blessés, et par Rayer qui fit connaître les travaux de Sutton et mit la médication opiacée en relief par un mémoire publié en 1819 et dont Guersant, Delaroche et Duméril adoptèrent les conclusions, qui restèrent en honneur jusque dans ces derniers temps; les auteurs du Compendium, en effet, préconisent la médication opiacée; Grisolle en vante les résultats, tout en signalant comme, du reste, Monneret et Fleury l'avaient fait avant lui, l'excitation qui précède la sédation.

Mais, petit à petit, des détracteurs de l'opium se montrèrent et s'accrurent, avec timidité d'abord, ils élevèrent la voix, puis se déchaînèrent.

John Ware ayant perdu quatre malades sur huit traités par l'opium à haute dose et deux sur sept traités à doses moindres, conclut que si l'opium n'est pas nuisible il est au moins inutile.

Puis Dungliston (de Philadelphie), et Peddie (d'Edimbourg) protestèrent contre ce qu'ils appelaient l'emploi immodéré d'une médication prétendue spécifique, en montrant, avec Leacock, ce qu'on obtenait de l'expectation et d'un bon régime.

Nous nous arrêterons là, dans notre étude historique, n'ayant pas l'intention de parler de toutes les médications nouvelles qui sont ve ues enrichir la thérapeutique du delirium tremens et dont nous ne pouvons contester le mérite. Ce n'est pas une étude sur la valeur comparative des différentes médications que nous avons entreprise; nous n'avons pas dans les mains les éléments de ce travail, nous sommes plus modestes, nous désirons simplement montrer ce que l'on peut obtenir avec l'opium administré d'une façon un peu spéciale, dont nous parlerons plusloi n.

Nous voudrions seulement, avant de terminer ce chapitre, grouper les reproches et accusations lancés dans ces derniers temps contre la médication opiacée et que l'on trouve disséminés dans la littérature anglaise et américaine, dans les ouvrages de Macpherson, Laycock, Law, Cohill, Peddie, Pirrie et que cite Gachet dans sa thèse (1869); pour tâcher de reconnaître leur valeur.

A côté de reproches secondaires, comme ceux-ci :

1° L'opium agit sur l'effet sans agir sur la cause ;

2° Il s'oppose à l'élimination de l'alcool contenue dans le sang et porte entrave à la guérison ;

3° La guérison ne suit pas toujours le sommeil et le calme;

Et auxquels nous répondrons rapidement que si l'opium agit sur l'effet c'est bien en diminuant ou neutralisant l'influence de cette cause, sur le système nerveux ;

Que le délire alcoolique est peut-être plus fréquemment causé par l'abstinence alcoolique que par une imprégnation actuelle;

Que ce dernier reproche est vrai; mais que le malade profite toujours d'une période de repos plus ou moins longue, qui lui permet de réparer ses forces, et pendant laquelle on peut l'alimenter. Nous en voyons deux importants auxquels nous tenons à répondre plus longuement, parce qu'ils sont la raison d'être de la méthode d'administration de l'opium que nous étudions.

Ce sont les suivants :

1° Dans nombre de cas l'opium aggrave le délire.

C'est un fait exact, les auteurs français l'avaient remarqué depuis longtemps, mais ils en avaient trouvé la raison dans les propriétés toniques de l'opium. A petites doses, le plus ordinairement, l'opium, en effet, surexcite les facultés cérébrales, active la circulation la respiration, et l'activité musculaire, produit, en un mot, des effets toniques.

A doses plus élevées seulement l'opium devient calmant.

Ceux qui ont fait ce reproche à la médication opiacée, n'ont pas fait attention que, de même qu'à l'état normal, on peut obtenir avec une même dose d'opium des effets différents, selon les individus, leur âge, leur sexe, leur tempérament, leur race, leur habitude plus ou moins grande des excitants; de même, à l'état de maladie ces susceptibilités variables à l'action de ce médicament se retrouvent, mais bien plus accentuées, surtout dans les maladies qui, comme le deli_ rium tremens, mettent en jeu, exaltent les fonctions du système nerveux.

Leurs doses n'ont pas été suffisantes et n'ont amené que la première phase de la médication opiacée, la phase où le médicament n'est que tonique, exalte, surexcite.

2° L'opium favorise la congestion cérébrale et partant le coma.

A ce deuxième reproche nous répondrons la même chose. Le coma est un accident possible de la médication opiacée, mais quand on donne des doses massives, sans avoir tâté préalablement la susceptibiliié du malade.

CHAPITRE II.

DE L'OPIUM ET DE SON ADMINISTRATION A PETITES DOSES RÉPÉTÉES TOUTES LES HEURES.

L'opium n'agit pas de la même façon chez les animaux et chez l'homme ; ce dernier en subit les effets avec une bien plus grande intensité, ce qui fait que les renseignements fournis par l'expérimentation ne peuvent pas s'appliquer à la clinique, et l'on ne peut guère savoir jusqu'à quelle dose l'homme à l'état normal peut aller, sans danger pour sa vie, dans l'absorption de ce médicament.

Nous savons seulement qu'à petites doses l'opium produit d'abord des phénomènes d'excitation, tels que vivacité plus grande de l'esprit et du corps, insomnie, agitation, quelquefois même hallucination ; puis légère céphalalgie, embarras du sensorium, somnolence, sommeil profond et rêverie pénible.

Si la dose a été plus élevée, la période d'excitation est courte ou entièrement nulle ; l'individu tombe très rapidement dans un état de narcotisme, dans un sommeil profond, d'où il est difficile de le faire sortir ; en même temps se manifestent des nausées, des vomissements, surtout si l'estomac était plein ; envies fréquentes et difficultés d'uriner, picotements et éruptions de la peau.

Sous l'influence de doses élevées, le sujet en expérience tombe dans un sommeil de plus en plus profond, dans un état de coma complet; les pupilles sont fortement rétrécies; la respiration est ralentie, pénible, irrégulière; les contractions cardiaques deviennent lentes, arythmiques et très faibles; les muscles sont relâchés, les douleurs les plus vives ne sont plus senties; l'excitabilité réflexe, même celle des pupilles, a disparu. Le malade peut sortir peu à peu de cet état : alors la respiration et l'activité cardiaque s'améliorent, un sommeil ressemblant au sommeil naturel succède à l'état comateux, enfin la connaissance revient, mais il reste de la fatigue, de la céphalalgie, des troubles nerveux, des nausées, de la constipation, de la rétention d'urine et des éruptions cutanées. Dans d'autres cas, au contraire, le pouls et la respiration deviennent de plus en plus faibles et superficiels, le sang se charge d'acide carbonique, et le malade succombe, soit dans un collapsus subit, soit au milieu de convulsions cloniques et toniques.

Il faut tenir grand compte de ce fait dans l'administration de l'opium, savoir : que, chez l'homme, les effets de ce médicament présentent de grandes variétés suivant les individus, suivant l'âge, la race, l'intelligence.

Les enfants, jusqu'à l'âge de cinq ans, sont excessivement sensibles à l'action de l'opium; on a vu des enfants succomber sous l'influence d'une ou deux gouttes de laudanum; mais d'autres ont pu guérir, bien que la quantité absorbée eût été beaucoup plus grande.

L'opium, administré à des adultes non habitués à son action, provoque chez les uns de l'excitation, de l'insomnie; tandis que la même dose fait tomber les autres dans un profond sommeil; on a observé que les hommes faibles, nerveux, éprouvent de la part de l'opium des effets excitants plutôt que narcotiques, tandis que le contraire arriva chez les hommes vigoureux.

La dose mortelle, pour les individus non habitués, varie dans des limites très étendues; on cite des observations d'après lesquelles des adultes auraient été tués par un gramme de laudanum, tandis que d'autres auraient pu en absorber plusieurs impunément.

Bucheim fait remarquer avec raison que les animaux les plus sensibles à l'action de l'opium sont ceux qui présentent le plus grand développement cérébral; que, parmi les hommes, les races particulièrement intelligentes, les Européens éprouvent de la part de ce médicament, surtout des phénomènes narcotiques, tandis que les races inférieures réagissent surtout par des phénomènes d'excitation; que les animaux à cerveau très peu développé ne peuvent être narcotisés que par des doses d'opium relativement considérables et présentent plutôt des symptômes d'excitation de la moelle pouvant aller jusqu'au tétanos; telles sont les grenouilles, par exemple.

Ces différences proviennent-elles de la quantité de la masse cérébrale?

Ou bien, la qualité de la substance cérébrale ne joue-t-elle pas un rôle? On peut l'admettre avec vraisemblance, si l'on considère combien l'enfant est plus sensible que l'adulte à l'action de l'opium.

L'accoutumance détermine encore des différences considérables.

Dans les Bulletins de la Société de thérapeutique, M. le Dr Dujardin-Baumetz cite le cas d'une personne qui ne pouvait jouir de toute son activité cérébrale et physique qu'après avoir absorbé chaque jour 50 grammes de laudanum.

Nous nous appesantissons sur ces variabilités de la susceptibilité à l'action de l'opium pour bien montrer qu'on ne peut guère prévoir avec certitude l'action que produira une dose déterminée d'opium sur tel ou tel individu à l'état physiologique, et si nous abordons l'état pathologique, les différences seront bien plus notables encore.

On a signalé depuis longtemps la tolérance excessive des délirants pour l'opium. Ware faisait prendre jusqu'à 76 grains d'opium dans la journée à des malades atteints de délirium tremens, et eux aussi présentent, dans leur impressionabilité à l'opium, des différences considérables, à violence de symptôme égale ; les observations I et III de notre thèse en témoignent, et c'est cette variabilité dans la susceptibilité thérapeutique de ces malades qui sert de base et de raison à cette méthode des petites doses, répétées toutes les heures, qu'emploie notre maître M. le Dr C. Paul.

La préparation employée est le laudanum de Sydenham, qui, vu sa forme liquide, est pris très facilement par les malades.

Le mode d'administration est le suivant. Quand un

malade est en traitement, la sœur qui dirige la salle et qui a une grande habitude de ces choses-là, verse dans un verre un nombre déterminé de cuillerées d'eau, et autant de fois dix gouttes de laudanum qu'il y a de cuillerées d'eau. Puis, toutes les fois qu'il y a lieu, elle fait prendre au malade une cuillerée du mélange qui représente dix gouttes de laudanum.

Les règles de la médication sont les suivantes :

1° Tant que l'agitation est vive et le délire bruyant, dix gouttes de laudanum toutes les heures.

2° Quand une accalmie se manifeste, on cesse la médication, et cela autant qu'elle se prolonge.

3° Si après une accalmie le délire revient, on reprend l'administration du médicament pour l'arrêter si le malade se calme de nouveau.

On suit ainsi pas à pas les réactions du malade en les prenant pour base de l'augmentation ou de la diminution du nombre des doses, et on tient facilement compte des susceptibilités variables des malades à l'action du médicament, ce qui permet de le donner à dose vraiment utile et efficace, sans rester en deçà ou aller au delà du but à atteindre.

L'intervalle de temps qui sépare les doses est assez court pour que les résultats de chacune d'elles se puissent totaliser.

Chaque dose est assez faible, pour que, si celles qui précèdent n'ont pas amené le calme, celle qui suit, en ajoutant son effet au leur, ne puisse déterminer un état comateux grave.

Observation I.

Accès de delirium tremens, après une attaque de rhumatisme polyarticulaire subaigu.

Le nommé Poilpré (André), charretier, âgé de 46 ans, entre à l'hôpital Lariboisière le 26 novembre 1884, au n° 25 de la salle Saint-Henri; il est atteint d'un rhumatisme polyarticulaire subaigu.

Le 27. Les articulations prises sont : les tibio-tarsiennes, les genoux, le coude droit; elles sont le siège de gonflement, rougeur, douleur d'une intensité modérée. C'est la première attaque, il y a de la fièvre; le thermomètre donne 39°.

Le malade présente en outre un tremblement léger de la langue et des mains qui, étant donné son état de charretier, nous font supposer un état d'alcoolisme assez prononcé; il avoue, en effet, sans difficulté, de nombreux excès de vin et de liqueurs, surtout dans ces derniers temps où la crainte du choléra lui a fait renforcer son régime journalier d'une dizaine de petits verres de rhum. Il n'a jamais eu, nous assure-t-il, d'accès de délirium tremens. Pas de complications thoraciques. Pas de blennorrhagie. Urine normale.

On administre 5 grammes de salycilate de soude, qu'on maintient les jours suivants. . .

Le 30. Sous l'influence de la médication salycilée, la fièvre est tombée, les fluxions articulaires ont disparu.

5 décembre. Le malade a passé une nuit très agi-

tée, il a eu des cauchemars, des hallucinations, il s'est levé plusieurs fois en poussant des cris, et nous le trouvons à l'heure de la visite en proie à une attaque violente de délirium tremens :

Il y a cris, vociférations, phrases sans suite, mais se rapportant toujours au même ordre d'idées, son métier.

Hallucinations : il revoit ses chevaux, les conduit à travers les rues, interpelle ses camarades ou confrères pour se faire de la place, se prend de querelle avec les cochers de fiacre, à chaque instant veut se précipiter de son lit pour aller battre ses voisins qu'il prend pour ceux qui ont accroché sa voiture ou fait tomber ses chevaux ; agitation et tremblement de tous les muscles de la face, du tronc et des membres.

On lui met la camisole de force, et on commence la médication opiacée.

D'heure en heure on administre dix gouttes de laudanum de Sydenham. On commence à onze heures du matin :

11 heures.....	10 gouttes	de laudanum.
Midi..........	—	—
1 —	—	—
2 —	—	—
3 —	—	—
4 —	—	—

Les premières doses ont augmenté l'agitation, mais après quatre heures, quoique l'état du malade se maintienne, l'agitation est moins violente, le délire moins bruyant et moins continu :

5 heures..... 10 gouttes de laudanum.

Le calme s'accentue après l'absorption de cette nouvelle dose. Légère recrudescence avant six heures :

6 heures..... 10 gouttes de laudanum.

Calme entrecoupé de légères crises, agitation légère à sept heures :

7 heures..... 10 gouttes de laudanum.

Sommeil et calme complet. Le malade est étendu dans son lit, tranquille ; la face est un peu congestionnée ; la peau moite ; le pouls petit mais net donne 80 pulsations ; la respiration un peu bruyante ; on tire facilement le malade de son assoupissement en le secouant, et si on lui parle il vous répond.

Le 6. Nuit bonne et sans incide ı

Le matin à la visite, le malade présente un peu d'agitation, mais sans délire. On l'alimente.

A 1 heure l'agitation s'accentue, et le délire reparaît. On reprend la médication opiacée :

2 heures..... 10 gouttes de laudanum.
3 — .... — —
4 — ..... — —
5 — ..... — —

Calme et sommeil.

Le 7. Nuit bonne. Dans l'après-midi, agitation et délire, mais beaucoup moins intense que la veille. On reprend la médication opiacée :

3 heures.....	10 gouttes de laudanum.		
4 —	—	—	
5 —	—	—	

Calme et sommeil.

Le 8. Nuit et journée très bonnes.

Le 9. Aucun incident, le malade reste tranquille dans son lit, il marmotte bien un peu tout seul, mais c'est tout.

Le 15. Le malade se plaint de douleurs à plusieurs articulations ; le coude et le poignet droits, le poignet gauche et la partie postérieure du genou du même côté sont tuméfiés et douloureux. Un peu de fièvre, 38° de température.

Le 17. La fluxion douloureuse du côté des articulations a augmenté. Pas de délire. Salycilate de soude, 5 grammes.

Le 22. Les douleurs articulaires ont disparu. Le malade quitte l'hôpital le 30 pour aller à Vincennes.

Réflexions. — Cette observation est intéressante à plusieurs points de vue.

D'abord elle montre bien l'influence de la suppression du régime alcoolique sur le développement d'un accès de delirium tremens, qu'une attaque de rhumatisme articulaire avait été insuffisante à occasionner par elle-même. « Il n'y a pas lieu d'incriminer la médication salycilée, elle avait cessé depuis cinq jours, et l'on sait que l'accumulation ne se fait pas, l'excrétion urinaire éliminant rapidement ce médicament. »

Ensuite, au point de vue de notre travail, elle montre que notre malade a été favorablement influencé par l'opium, mais que le retour du calme n'a pas coïncidé immédiatement avec la guérison; que plusieurs récidives se sont produites; qu'il a fallu avant d'obtenir un calme définitif, revenir plusieurs fois à la médication opiacée; que le premier jour, en effet, 90 gouttes de laudanum ont été nécessaires pour amener le sommeil pendant quelques heures, et le calme pendant seize heures seulement; que le second jour 40 gouttes ont produit le même résultat; que le troisième jour enfin 30 gouttes ont amené le calme définitif et la guérison.

Si on relève à présent l'effet de la médication après chaque dose, on remarque que les premières ont plutôt augmenté les accidents le premier jour; que ce n'est qu'après 60 gouttes que des périodes d'accalmie relative se sont montrées; qu'elles sont devenues plus nettes et plus longues alors, après chaque nouvelle dose, pour enfin devenir calme complet, sinon définitif, au moins très prolongé; que le calme n'a coïncidé avec le sommeil que les premières heures; qu'on pouvait facilement tirer le malade de ce dernier, qui n'était pas en état de collapsus, ce qui a permis d'alimenter le malade; que chaque reprise de délire et d'agitation n'a nécessité que de faibles doses d'opium pour être ramenée au calme; que le malade s'est montré, après chaque récidive, plus impressionnable à cette médication ; que le mode d'administration de l'opium que nous étudions a facilement permis de suivre pas à pas cette impressionnabilité du malade, pour rester dans la limite de la dose nécessaire et utile.

Observation II.

Attaque de delirium tremens, dans le cours d'une bronchite légère apyrétique.

La nommée Esther Bonnard, âgée de 27 ans, entre le 27 mai 1885 à l'hôpital Lariboisière, au n° 19 de la salle Sainte-Élisabeth.

Elle présente un peu de bronchite. Il y a comme symptômes de la toux, de l'expectoration muco-purulente, quelques râles ronflants disséminés dans les deux poumons sans prédominance aux sommets, pas de fièvre, langue catarrhale, constipation, brisement général.

La malade est pâle, maigre, a des souffles dans ses vaisseaux du cou et au cœur; elle est cuisinière; elle n'avoue pas d'excès alcooliques, mais présente un tremblement des mains et a des cauchemars la nuit. Elle raconte qu'il y a un mois, à la suite d'une peur violente, occasionnée par la chute de la foudre à peu de distance d'elle, elle est devenue rouge sur toute la surface du corps et a eu une grande fièvre, puis que sa peau a pelé.

De cette prétendue desquamation qui aurait eu lieu quinze jours avant l'entrée de la malade à l'hôpital, il ne reste plus trace, pouvant faire supposer une scarlatine antérieure.

L'urine est normale. On ordonne une purgation.

Dans la nuit du 29 au 30 mai, le lendemain de son entrée à l'hôpital, violente attaque de délirium tremens. On a toutes les peines du monde à mettre la camisole de force.

L'interne de garde appelé fait une injection de morphine de 0,01 à onze heures.

Aucune modification de la malade ne se produit.

L'agitation est aussi vive le lendemain matin 30 mai.

On institue la médication opiacée.

9 heures..... 10 gouttes de laudanum.

Cette première dose semble rendre la malade un peu plus loquace et bruyante.

10 heures..... 10 gouttes de laudanum.

Même état.

11 heures.....	10 gouttes de laudanum.
Midi..........	— —
1 —	— —
2 —	— —

La malade a quelques instants de calme.

3 heures..... 10 gouttes de laudanum.

Les intervalles de calme sont peu considérables, on n'a plus besoin de donner le laudanum que toutes les deux heures.

5 heures..... 10 gouttes de laudanum.
7 — ..... — —
9 — ..... — —

Calme et sommeil complet.

31 mai. La nuit a été bonne. Le matin nous trouvons la malade dans un état de somnolence tranquille. On l'éveille facilement; la peau est moite, la face vultueuse, mais elle respire bien, le pouls est bon.

Dans l'après-midi reprise de l'agitation et du délire.

3 heures..... 10 gouttes de laudanum.
4 — ..... — —
5 — ..... — —

Après chaque dose un peu de calme. Après la troisième, les intervalles de calme deviennent plus grand, on n'a besoin de donner du laudanum que toutes les deux heures.

7 heures..... 10 gouttes de laudanum.
9 — ..... — —

Calme complet et sommeil.

1er juin. Nuit bonne; le matin, la malade est

calme. On lui fait prendre un lavement purgatif et on l'alimente.

Journée tranquille.

2 juin. Nuit et journée tranquille.

10 juin. Les accidents ne se sont pas renouvelés. La malade quitte l'hôpital.

Réflexions. — Dans cette observation, le calme obtenu le premier jour n'a pas été définitif; il y a eu récidive, mais après dix-sept heures de tranquillité.

Le premier jour, il a fallu 100 gouttes de laudanum pour arriver au résultat désiré.

Le second jour, 50 gouttes seulement.

Après les premières doses, l'excitation n'a pas été bien notable.

Le calme n'est pas venu subitement, mais progressivement.

Observation III.

Delirium tremens primitif.

Le nommé Brasseur (Nicolas), âgé de 30 ans, limonadier à Sedan, entre à l'hôpital Lariboisière, dans le service de M. C. Paul, au n° 4 de la salle St-Henri, le 25 juin 1885, en proie à une attaque de délirium tremens.

Les symptômes sont au complet; cris, paroles désordonnées, agitation violente, tremblement presque généralisé à tous les muscles.

On lui met des entraves, et on commence la médication opiacée.

5 heures..... 10 gouttes de laudanum.
6 — ..... — —
7 — ..... — —

Atténuation des symptômes.

8 heures..... — —

Calme, sommeil, nuit paisible, on lui enlève les entraves.

Le 26 au matin. — Le malade est tranquille dans son lit, il cause et répond bien aux questions, mais il présente encore un tremblement intense des mains, de la langue et des lèvres, et une certaine agitation du regard quand on le fait parler, on lui fait faire des mouvements ; laissé à lui-même, il reste calme dans son lit sans agitation ni délire. Il raconte que c'est la première fois qu'il est malade ainsi ; qu'il a cultivé la terre jusqu'à 1873; qu'il était très sobre en ce moment, mais que devenu limonadier il a bu beaucoup de bière chaque jour, dix ou douze chopes environ, il nie les excès de vin ou de liqueurs ; il habite Sedan et est venu à Paris assister le 18 à un baptême; qu'il a bu un peu plus que d'habitude (de la bière toujours) et qu'il est tombé malade le 24, la veille seulement de son entrée à l'hôpital.

On l'alimente, et on ordonne potion de Todd. Aucune autre manifestation.

Réflexions. — Cette observation nous montre un malade atteint d'une attaque de délirium tremens, aussi violente que celles relatées dans les observations précédentes, soignée peu après le début comme elles, et sans qu'il y ait eu également d'attaque antérieure, et qu'une dose de 40 gouttes de laudanum a suffi à calmer et définitivement.

A intensité de symptômes égale, l'impressionnabilité à l'action de l'opium varie donc beaucoup selon les malades.

La méthode d'administration de M. Paul, a permis de ne donner ici que la dose utile.

Observation IV.

Attaque de delirium tremens primitif.

La nommée Voilquin (Aline), fille de brasserie, âgée de 27 ans, entre le 24 décembre 1884, à l'hôpital Lariboisière, au n° 34 de la salle Saint-Elisabeth.

Le 25, à la visite, nous trouvons une malade présentant de l'agitation et du délire, mais sans loquacité très bruyante, elle parle bas, murmure des mots sans suite; l'agitation est continuelle.

Il y a hallucination de la vue; la malade voit des vers qui lui sortent de la peau et qu'elle enlève continuellement et rejette au dehors; de temps en temps, elle appelle et pousse des cris pour qu'on l'en débarrasse.

Les mains présentent un tremblement notable quand les bras sont au repos, et qui s'accentue pendant les mouvements. Les lèvres, la langue présentent des mouvements fibrillaires; la parole est embarrassée et saccadée, les yeux sont sans cesse en mouvement.

La malade promène ses regards, sur son lit, sur ses draps, sur son corps, sans arrêter et fixer qu'un instant ; elle s'assied sur son lit, se remet en décubitus horizontal, se tourne à gauche, se tourne à droite, se gratte, cherche ses vers en marmottant.

Ses idées délirantes ne l'absorbent pas absolument, on peut fixer son attention quelques instants, et elle répond intelligemment aux questions qu'on lui fait.

Il ne paraît pas y avoir eu d'antécédents cérébraux dans sa famille ni chez elle.

Elle raconte qu'en sa qualité de fille de brasserie, elle passe continuellement son temps à boire avec les uns, avec les autres ; et le nombre de petits verres de rhum, chartreuse, absinthe pure, bière et mêlé-cassis absorbés par elle chaque jour, est incalculable ; elle est à ce régime, depuis sept ans, dit-elle, et n'a jamais eu d'accidents analogues à ceux qu'elle présente actuellement ; mais depuis un an à peu près, elle boit beaucoup plus d'absinthe, elle en absorbe à peu près trois demi-grands verres par jour, sans préjudice de son régime habituel de liqueurs variées, régime qu'elle a même renforcé depuis qu'elle est entrée dans une brasserie moins relevée, où les liqueurs sont moins chères ; elle est restée huit jours malade chez elle avant d'entrer à l'hôpital.

La nuit, elle a des hallucinations de la vue et de l'ouïe, elle voit des morts, des squelettes qui l'entourent en chantant et dansant, qui l'interpellent et veulent l'entraîner avec eux, et chaque fois que l'un deux s'approche pour lui saisir le bras, le contact glacé de sa main lui fait pousser des hurlements de frayeur.

Pas de fièvre, rien aux poumons, rien au cœur, pas d'albumine dans les urines, hyperesthésie généralisée, pas d'hyperesthésie ovarienne.

Notre diagnostic est : attaque de délirium tremens ; mais comme la malade n'est pas très bruyante nous nous en tenons à l'expectation, bouillon, potage, vin.

27 décembre. Le délire de la malade s'est accentué, est devenu bruyant, la nuit surtout, l'agitation plus grande, les malades de la salle se trouvent incommodés et se plaignent.

On commence la médication opiacée.

10 heures..... 10 gouttes de laudanum.
11 — ..... — —

Même état.

12 heures..... 10 gouttes de laudanum.

Un peu de calme à certains moments.

1 heure ..... 10 gouttes de laudanum.
2 — ..... — —

Calme et sommeil, on suspend l'administration du laudanum.

Nuit tranquille.

L'agitation reparaît très atténuée.

Le 28.

10 heures..... 10 gouttes de laudanum.
12 — ..... — —

Calme qui se prolonge jusqu'à à 1 heure 1/2.

2 heures..... 10 gouttes de laudanum.

Le calme se maintient jusqu'à dix heures du soir.

11 heures..... 10 gouttes de laudanum.
1 — ..... — —

Le 29. Dans la journée agitation et délire reparaissent, mais on n'a besoin de donner le laudanum que toutes les deux heures.

12 heures..... 10 gouttes de laudanum.
2 — ..... — —
4 — ..... — —

Assez longue période de calme, la nuit l'agitation se reproduit.

11 heures..... 10 gouttes de laudanum.
2 — ..... — —

Reste de la nuit calme.

Le 30. La malade marmotte un peu, mais sans bruit.

1er janvier. Rien de particulier.

Le 2. La malade va bien, ne délire plus, n'a plus d'hallucination, plus d'agitation, elle se plaint seulement d'un peu de malaise général et de douleur dans le ventre. On lui donne un lavement purgatif.

Le 7. La malade est rétablie, plus trace de délire, l'appétit est revenu, elle quitte l'hôpital.

Réflexions. — Cette attaque de délirium tremens, d'intensité moyenne a été influencée favorablement le premier jour par une dose de 50 gouttes de laudanum, mais le calme n'est pas définitif; il y a plusieurs récidives, les accalmies qui ont précédé la guérison, ont été plus divisées que d'habitude ; le laudanum n'a eu besoin d'être administré que toutes les deux heures, dans les deux récidives.

Observation V.

Delirium tremens chez un asystolique. Médication opiacée. Disparition du délire. Mort par asystolie longtemps après.

Le nommé Delahaye, âgé de 50 ans, balayeur de 3ᵉ classe au chemin de fer du Nord, entre à l'hôpital Lariboisière au n° 32 de la salle Saint-Henri, le 29 octobre 1884.

Nous constatons chez lui une bronchite chronique et de l'emphysème avec dilatation du cœur droit. Il y a, en effet, un souffle présystolique à la pointe, au niveau de l'appendice xiphoïde; battements épigastriques.

Augmentation de la matité cardiaque à droite du sternum.

Faux pouls veineux au cou ; œdème très prononcé des membres inférieurs.

La respiration est peu profonde mais assez facile.

Le pouls irrégulier, mais assez fort.

Foie gros.

Un peu d'albumine dans les urines qui sont sécrétées en petite quantité.

Pas de fièvre.

Le malade nous raconte qu'il n'a jamais été malade à garder le lit, mais que depuis qu'il travaille au chemin de fer du Nord à balayer les 3es classes, il tousse un peu l'été et beaucoup l'hiver.

Il y a un mois et demi, sa toux est devenue plus intense, il a été pris d'oppression, ses jambes ont enflé, et c'est alors que, ne pouvant plus travailler, il s'est décidé à entrer à l'hôpital.

Il avoue des excès alcooliques, il se grisait quatre ou cinq fois par mois, et son régime liquide comportait deux litres de vin et plusieurs petits verres — repos, lait, vin.

Onze jours après son entrée, notre malade est pris de délire bruyant et d'agitation, il veut s'en aller de l'hôpital, il s'habille, se promène et se perd dans la salle, il parle tout seul de visites qui l'attendent au parloir et fait ses comptes avec le cocher qui doit le conduire chez lui ; la langue et les extrémités supérieures ont un peu de tremblement, le malade parle tout haut, mais ne crie pas.

La nuit, le délire et l'agitation persistent.

12 décembre. La journée du 11 et la nuit ont été bruyantes.

On institue la médication opiacée ; vu l'affection cardio pulmonaire du malade on commence par espacer les doses de 2 heures en 2 heures.

4 heures.....	10 gouttes de laudanum.
6 —	— —
8 —	— —

Pas d'amélioration notable, on reprend alors toutes les heures. Le soir

9 heures.....	10 gouttes de laudanum.
10 —	— —
11 —	— —
12 —	— —

Grande amélioration, accalmie de durée notable.

4 heures du matin. — 4 gouttes de laudanum.

Le 13. Depuis ce moment le calme est rétabli, plus de délire, plus d'agitation, le malade a un sommeil calme, dont on peut le tirer en lui parlant.

La face est vultueuse, le corps couvert de sueur, mais la respiration n'est pas embarrassée, le pouls pas trop déprimé.

Le 14. Le calme continue. Lavement purgatif.

Le 16. Reprise d'agitation et de délire ; il veut aller se promener, se lève, ouvre et ferme les fenêtres de la salle pour voir s'il pleut.

Le soir, laudanum toutes les deux heures.

8 heures.....	10 gouttes de laudanum.
10 —	— —
12 —	— —

Calme et sommeil.

Le 17. Même état de calme ; le régime lacté est toujours continué. . . . .

Le 22. Le malade est tranquille, mais marmotte un peu.

Pouls petit, fréquent.

L'œdème augmente, régime lacté intégral, 2 litres et demi à 3 litres.

Le 30. Délire dans la nuit. Le malade se lève le matin en marmottant continuellement : « Vous les voyez bien ; les voilà ; où sont mes chevaux? ». (Il a été cocher avant d'être balayeur.)

Il se promène dans la salle, sans savoir où il va, il est docile malgré cela et regagne son lit quand on lui dit d'aller se coucher, mais pour se relever quelques instants après.

Administration du laudanum toutes les 2 heures.

12 heures.....	10 gouttes de	laudanum.
2 —	—	—
4 —	—	—
6 —	—	—

Le malade passe une bonne nuit.

L'état général est le même.

Le 3 janvier. L'œdème diminue. La poitrine est toujours ronflante, plus de délire.

Le 20 février. Mort par asystolie. Coma sans délire. . . . .

. . . . .

Réflexions. — L'asystolie détermine un affaisse

ment cérébral avec, parfois seulement, un sub-délirium léger.

Le délire actif avec agitation que relate cette observation peut être considéré, croyons-nous, comme une attaque de délirum tremens atténué, étant donné :

Le tremblement des extrémités et de la langue;

La persistance des facultés cérébrales et les antécédents alcooliques du malade.

Dans tous les cas, quoique l'on ait prétendu que les affections cardiaques et à plus forte raison l'asystolie, étaient une contre-indication de la médication opiacée, cet exemple montre qu'elle peut rendre quelques services, si l'on a soin d'interroger avec précaution la susceptibilité du malade, ce que permet de faire la méthode que nous étudions.

Observation VI.

Delirium tremens dans le cours d'une cirrhose atrophique.

La nommée Evanna (Céleste), âgée de 32 ans, entre le 15 mai 1885 à l'hôpital Lariboisière, dans le service de M. Paul, au n° 32 de la salle Sainte-Elisabeth.

La malade nous raconte que depuis longtemps son ventre est devenu volumineux, qu'elle a perdu l'appétit, s'est affaiblie, et est obligée de garder le lit ; elle est fille de brasserie, et a usé beaucoup de l'alcool sous toutes ses formes.

Nous constatons une ascite très abondante, le ventre est énorme, tendu, œdémateux, sillonné de veines saillantes, il ne peut se déprimer, et la matité de l'ascite nous empêche de reconnaître le volume du foie et de la rate. Il y a un peu d'œdème des membres inférieurs, la face est très amaigrie, la malade très faible, la respiration très difficile.

L'oppression nous fait décider une ponction, malgré l'état d'extrême faiblesse.

Le 16 mai. La ponction donne lieu à un écoulement de 8 litres de liquide citrin, et nous permet de constater une atrophie du foie et une hypertrophie notable de la rate.

La malade très soulagée respire mieux, et peut garder quelques aliments, du lait, du vin.

Le 18. La malade présente du subdélirium et de l'agitation, il n'y a pas de fièvre, pas de vomissements.

Le ventre n'est pas douloureux.

On ne peut faire prendre à la malade que du potage et un peu de vin.

Le délire devient bruyant dans la soirée; il y a du tremblement des extrémités et des lèvres.

On donne du laudanum :

6 heures.....	10 gouttes de laudanum.	
7 —	—	—
8 —	—	—
9 —	—	—

Quelques moments d'accalmie après huit heures. Après neuf heures, calme complet et sommeil.

19 mai. — La soirée est agitée, il y a du subdelirium.

Administration du laudanum à

7 heures.....	10 gouttes de laudanum.
8 —	— —
9 —	— —
10 —	— —

Nuit calme.

20 mai. — Soirée agitée, subdélirium.

On donne du laudanum à

6 heures.....	10 gouttes de laudanum.
7 —	— —
8 —	— —
9 —	— —

Accalmie de deux heures.

11 heures.....	10 gouttes de laudanum.

Reste de la nuit tranquille.

21 mai. — La malade est très affaiblie, le ventre a repris presque son volume primitif, la respiration est redevenue pénible. L'alimentation très difficile, la malade rejette tout ce qu'on lui fait prendre.

Dans la soirée, agitation et délire.

8 heures.....	10 gouttes de laudanum.
9 —	— —
10 —	— —

Calme.

Le 22. — Soirée agitée, le ventre a repris son volume antérieur.

7 heures.....	10 gouttes de laudanum.
11 —	— ..... —

Le soir :

20 gouttes en deux doses très espacées ont suffi pour amener le calme.

Le 23. — Agitation plus accentuée que la veille dans la soirée.

Laudanum à

7 heures.....	10 gouttes de laudanum.
8 —	— —
9 —	— —
10 —	— —

Calme.

Le 24. — Agitation.

Laudanum à

7 heures.....	10 gouttes de laudanum.
8 —	— —
9 —	— —

Calme.

Le 25. — Agitation et subdélire.

9 heures.....	10 gouttes de laudanum.
10 —	— —
11 —	— —

Calme.

Le 26. — Un peu d'agitation.

Laudanum à

6 heures.....	10 gouttes de laudanum.	
7 —	—	—

Calme.

Le 27. — La malade est très faible, on ne peut pas lui faire prendre de lait, un peu de vin et de bouillon, quelques gorgées tout au plus. Elle est presque tranquille dans son lit, marmotte tout bas, mais a sa connaissance. — Pas de laudanum.

Le 28. — Même état.

Le 29. — Mort.

Réflexions. — Nous avons eu affaire ici à un délire alcoolique, qui a rapidement perdu ses caractères, pour présenter ceux du subdélirium de l'inanition.

Quel a été le rôle de l'opium ici. Il a agi comme tonique. Le calme, en effet, a été presque toujours obtenu sans sommeil.

Observation VII.

Hémorrhagie cérébrale dans le cours d'une attaque de delirium tremens.

Le nommé Pourquet (Louis), âgé de 64 ans, entre à l'hôpital Lariboisière, au n° 4 de la salle Saint-Henri, le 28 mai 1885.

29 mai. — Nous nous trouvons en présence d'un

malade atteint d'hémiplégie alterne gauche, complète, d'agitation vive et d'un délire loquace bruyant. Du côté sain, il y a un tremblement du membre supérieur, des lèvres, de la langue et des muscles de la face du côté sain. . . . . .

Le délire est désordonné, sans suite. On peut, en l'interpellant, fixer un instant l'attention du malade et le faire répondre aux questions ; la parole est bredouillée. Les renseignements que nous pouvons recueillir sur le début de son attaque sont incomplets, il semblerait qu'à la suite d'un excès de boissson le malade aurait été pris d'un accès de délirium tremens, et ce serait dans le cours de cette crise que l'hémorrhagie cérébrale se serait produite, sans perte de connaissance. L'attaque de délirium remonterait à trois jours, l'hémorrhagie à deux jours.

Le malade a la fièvre, la température est de 38°.

Rien au cœur.

Rien aux poumons.

Urine normale.

Les artères du poignet sont athéromateuses : alcoolisme invétéré.

La médication opiacée est commencée le soir :

5 heures.....	10 gouttes de laudanum.	
6 —	—	—
7 —	—	—
8 —	—	—
9 —	—	—

Période de calme.

11 heures..... 10 gouttes de laudanum.

Période de calme.

5 heures (mat.) 10 gouttes de laudanum.
6 — ..... — —

Calme, journée tranquille. Lait, bouillon.

Le 30 mai. — Le soir, agitation, reprise du délire, mais atténuée.

8 heures..... 10 gouttes de laudanum.
9 — ..... — —
10 — ..... — —
11 — ..... — —

Nuit tranquille.

31. — Journée tranquille, la température est tombée à la normale. Agitation l'après-midi.

5 heures..... 10 gouttes de laudanum.
6 — ..... — —
7 — ..... — —

Nuit tranquille.

1er juin. — Le soir, un peu d'agitation.

8 heures..... 10 gouttes de laudanum.

Nuit tranquille.

Le 20. — Rien de nouveau. Le délire n'a plus reparu. L'hémiplegie persiste au même degré.

Réflexions. — En présence d'un malade semblable, on pouvait penser à une méningo-encéphalite consécutive à une hémorrhagie cérébrale, mais les antécédents et les commémoratifs, les caractères bien nets du délire, l'apparition de l'hémiplégie, après le début du délire, nous fixèrent sur son origine alcoolique. La médication opiacée était indiquée, et les résultats obtenus furent satisfaisants.

Observation VIII.

Delirium tremens à l'occasion d'une pneumonie. Guérison.

Le nommé Coulon (Henri), âgé de 27 ans, garçon de magasin, entre à l'hôpital Lariboisière, dans le service de M. Paul, au n° 10 de la salle Saint-Henri, le 17 juin 1885.

18 juin. — Nous nous trouvons en face d'une attaque de délirium tremens, développée au début d'une pneumonie gauche.

Le matin du 16 juin il y a eu frisson, malaise; le soir, point de côté, fièvre, toux. Le malade entre à l'hôpital le 17, dans la journée et le soir de son entrée le délire apparaît, violent et accompagné d'agitation et de tremblement. Négation de tout excès alcoolique de la part du malade.

On commence la médication opiacée le soir :

9 heures..... 10 gouttes de laudanum.
10 — ..... — —

11 heures.....	10 gouttes de laudanum.
Minuit........	— —
1 —	— —
2 —	— —

Accalmie.

4 heures.....	10 gouttes de laudanum.

Calme. Nuit paisible.

Le 20. — Agitation et délire dans l'après-midi.

4 heures.....	10 gouttes de laudanum.
5 —	— —
6 —	— —

Calme.

Le 21. — Agitation et délire le soir.

7 heures.....	10 gouttes de laudanum.
8 —	— —
9 —	— —

Le 22, chute de la température. Plus de délire.

Le 25. — Aucune reprise du délire. Le malade va très bien, plus de fièvre, plus d'oppression.

L'auscultation fait constater encore du souffle à gauche, à la partie moyenne en arrière et quelques râles sous-crépitants au-dessous. .....

.....

Observation IX.

Attaque de delirium tremens dans le cours d'une pneumonie droite. Mort.

Le nommé Dupuis (Louis), âgé de 44 ans, cocher de fiacre, entre le 24 juin à l'hôpital Lariboisière au nº 31 de la salle Saint-Henri, en proie à une attaque de délirium tremens violente.

Le malade pousse des cris, interpelle tout le monde, injurie ses confrères qui ont accroché sa voiture, etc. Il y a tremblement des mains, des lèvres, de la langue, l'agitation est incessante.

La respiration est rapide, courte, pénible. La face vultueuse, les veines du front et du cou saillantes.

A l'auscultation, on constate, à droite, un souffle pneumonique étendu aux deux tiers inférieurs et des râles sous-crépitants au tiers supérieur.

A gauche de la congestion étendue. On ne peut pas prendre la température. On ne peut mettre ni vésicatoire, ni ventouse. Le malade arrache tout. Potion cordiale, lait, bouillon.

On met des entraves au malade pour l'empêcher de se lever et on le soumet à la médication opiacée.

1 heure	10 gouttes de laudanum.	
2 —	—	—
3 —	—	—
4 —	—	—

Le délire est moins bruyant.

5 heures..... 10 gouttes de laudanum.

Quelques moments d'accalmie. L'oppression est très grande; on donne le laudanum toutes les deux heures.

6 heures..... 10 gouttes de laudanum.
8 — ..... — —

L'agitation très atténuée existe toujours; le malade parle, mais tout bas. On cesse l'administration du laudanum.

Vers trois heures de la nuit, la respiration s'embarrasse. Mort à 5 heures du matin.

Réflexions. — La pneumonie relatée dans cette observation, très étendue, accompagnée de congestion intense du côté opposé, était fort grave. Les fonctions respiratoires étaient fortement entravées; une attaque de délirium tremens venant se greffer sur un pareil état de choses; augmenter, par l'agitation incessante, les besoins respiratoires, alors que ces fonctions étaient gravement entravées ; épuiser le système nerveux et le cœur; l'indication thérapeutique était bien de chercher à apaiser ou à diminuer cet état d'éréthisme. La médication opiacée était, croyons-nous, bien indiquée, surtout appliquée selon la méthode de M. Paul.

. . . . .

. . . . .

Observation X.

Cachexie alcoolique. Delirium tremens à l'occasion d'une pneumonie. Mort.

Le nommé Vazelle (Marie), âgé de 62 ans, entre le 6 mai 1885 à l'hôpital Lariboisière, salle Saint-Henri.

A la visite du lendemain, interrogé sur ce qui l'a fait chercher à entrer à l'hôpital, il dit qu'il est très faible, qu'il ne peut plus travailler, qu'il n'a plus d'appétit, ne mange pas, mais boit pas mal.

Il est maigre, sec, paraît notablement abruti. Rien aux poumons, rien au cœur. Artères flexueuses et athéromateuses. Pas d'albumine dans l'urine, pituites le matin. Tremblement des mains et des lèvres; insomnie.

Nous diagnostiquons : cachexie alcoolique et sénile. Régime lacté. Potion cordiale.

Le 13. Le soir, le malade est pris de frisson.

Le 14. Le malade présente un point de côté droit, tousse et a de la fièvre.

A la percussion, matité à droite.

A l'auscultation, souffle, lobe inférieur et moyen mélangé de râles crépitants. Respiration, 26; pouls, 112 ; température, 39°.

A gauche, râles sous-crépitants à la base.

Dans la nuit, violente attaque de délirium tremens. Médication opiacée.

1 heure	10 gouttes de laudanum.
2 —	— —

3 heures.....	10 gouttes de laudanum.
4 —	— —

Légère accalmie.

6 heures.....	10 gouttes de laudanum.
7 —	— —

Atténuation des symptômes. On continue, dans la soirée, l'administration du médicament.

9 heures.....	10 gouttes de laudanum.
10 —	— —
11 —	— —
Minuit.	— —

Calme et sommeil.

Le 15. Le malade est tranquille, un peu somnolent, mais répond aux questions. Lait, bouillon Todd.

Dans la nuit, agitation et délire. Toutes les deux heures :

9 heures.....	10 gouttes de laudanum.
11 —	— —
1 —	— —
3 —	— —

Le 16. Calme ; le soir, un peu d'agitation.

7 heures.....	10 gouttes de laudanum.
8 —	— —

Nuit calme.

Le 17. Pas de délire, un peu d'agitation ; l'oppression est très grande, le pouls petit et fréquent. Le côté gauche de la poitrine présente des râles sous-crépitants abondants ; le malade est agité, sans délire.

Le 18. L'oppression est grande. La respiration s'embarrasse. Mort dans la soirée.

Réflexions. — Ici, 100 gouttes de laudanum ont été nécessaires pour amener une longue période de calme, mais sans phénomènes de collapsus. Ce calme n'a pas été définitif. A deux reprises, une légère récidive s'est produite.

CONCLUSIONS

1° Dans nos observations de délirium tremens, les doses de laudanum que nous avons été obligé d'administrer pour arriver à un effet calmant durable ont beaucoup varié.

2° Pour des accès analogues, à ne considérer que la violence des symptômes, les doses ont oscillé entre 40 et 100 gouttes.

3° La méthode dont il vient d'être question, prenant pour base de l'augmentation, de la diminution ou de la suppression des doses du laudanum, les réactions du malade en traitement, tient bien compte de cette susceptibilité variable des malades atteints de délire alcoolique, à l'action de ce médicament, et permet de le donner à dose vraiment utile et efficace, sans rester en deçà ou aller au delà.

4° Il a été exceptionnel que la première période de calme se soit montrée définitive.

5° Presque toujours une ou plusieurs récidives ont eu lieu après un temps variable de calme.

6° Les récidives se sont particulièrement montrées dans certaines formes de délire où l'alcoolisme se trouvait joint à l'inanition et à l'asystolie.

7° Les récidives ont toujours été moins violentes que l'attaque proprement dite et plus rapidement influencées par le laudanum.

8° Malgré nos deux cas de mort sur nos trois cas de pneumonie, nous ne croyons pas que les complications pulmonaires contre-indiquent la médication opiacée ; en diminuant ou calmant l'agitation, elle allège la tâche des poumons et la méthode des petites doses répétées met en garde contre un collapsus possible.

Paris. — A. Parent, imp. de la Fac. de médec., A. Davy, successeur, 52, rue Madame, et rue Monsieur-le-Prince, 14.

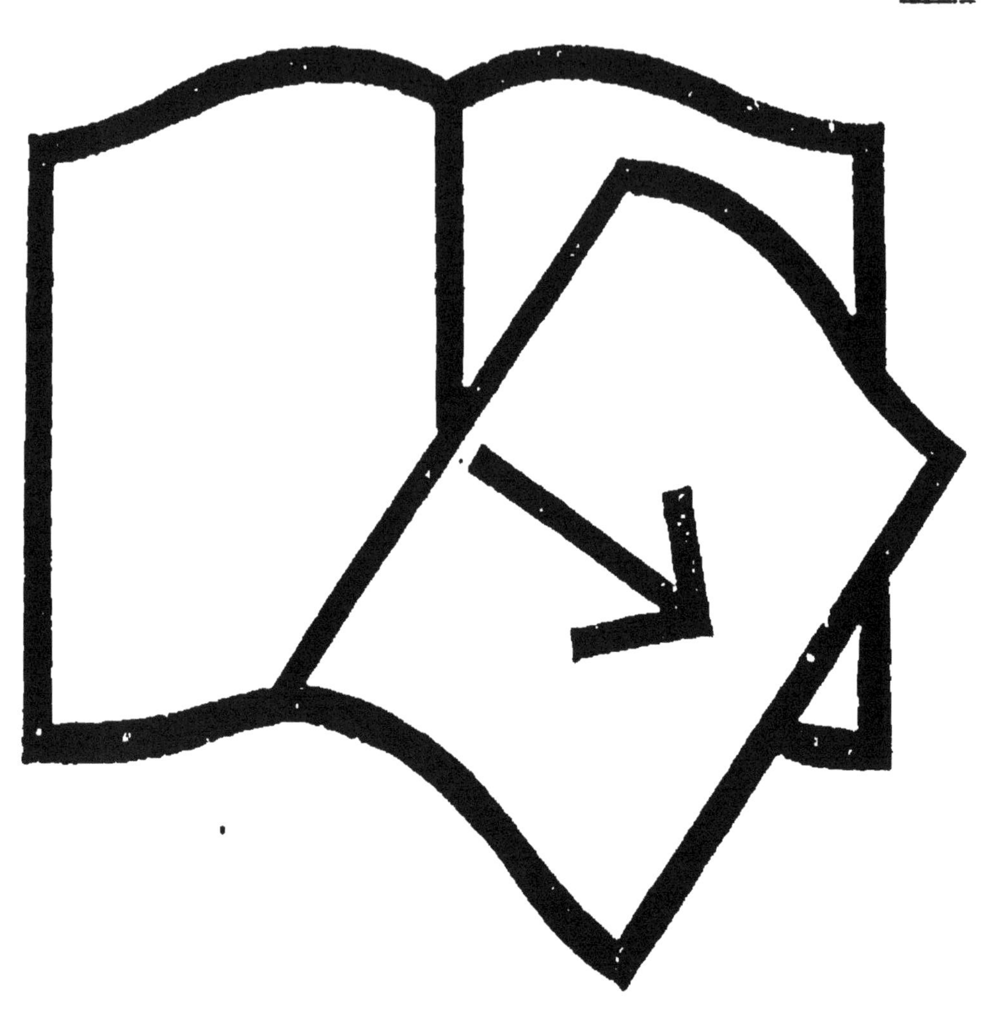

Documents manquants (pages, cahiers...)

NF Z 43-120-13

www.ingramcontent.com/pod-product-compliance
Ingram Content Group UK Ltd.
Pitfield, Milton Keynes, MK11 3LW, UK
UKHW020343220726
13923UKWH00004B/1547